INSTRUCTIONS VÉTÉRINAIRES

ADRESSÉES

AUX CULTIVATEURS

DE LA HAUTE-LOIRE

PAR M. GIRE

Médecin vétérinaire départemental, attaché à la ferme-école de Nolhac, Membre
de la Société d'agriculture, de la Commission hippique et du
Conseil d'hygiène publique

LE PUY

IMPRIMERIE M.-P. MARCHESSOU

1861

PRÉLIMINAIRES

Au nombre des hommes que des connaissances spéciales et un amour profond du pays convient au progrès agricole dans notre département, figurent les Vétérinaires, ceux du moins qui, à la hauteur de leur mandat, ont su allier aux études médicales les notions non moins utiles sur le perfectionnement des races domestiques.

A ceux que préoccupe une question aussi sérieuse de raviver la foi du pays, resté si longtemps réfractaire au grand enseignement de nos concours, de vaincre cette force d'inertie qui immobilise le cultivateur au milieu du progrès universel.

Dans un pays comme le nôtre, où l'aridité du sol, l'inclémence de la température soulèvent déjà tant de difficultés, il faut frapper au cœur ces préjugés enfants de l'ignorance, ce cynisme à l'encontre de toute innovation, cette routine, en un mot, qui étreint et comprime nos populations rurales sous un joug de fer et en fait de véritables ilotes de la civilisation moderne.

En tête des améliorations qui doivent se produire comme corollaire des efforts tendant à accroître les forces productives du sol, se présente la question si controversée de l'appropriation de nos races domestiques, si toutefois on peut qualifier ainsi ces animaux efflanqués et rachitiques qu'élève la Haute-Loire, véritables sauvageons aux fruits amers ou vénéneux et dont on ne retrouve les similaires que dans ces bandes insoumises qui errent dans les steppes de la Sibérie, les tarpans de l'Uchraine ou dans les pampas du Nouveau-Monde.

Mangeant juste ce qu'il leur faut pour ne pas mourir, logés dans de véritables cloaques infects, sans air ni lumière, éreintés. épuisés de travaux, ils eussent disparu si la nature, plus prévoyante, n'eût donné à ces animaux des instincts supérieurs, celui de se reproduire entre sexes les plus vigoureux ; et si au milieu de cette décadence fatalement amenée par la plus sauvage barbarie ou par les raffinements d'une civilisation trop exigeante, elle n'eût réservé quelques coins privilégiés où les espèces, partageant les mœurs patriarcales et la vigoureuse santé de leurs maîtres, sont comme l'arche de salut, comme le creuset où doivent se refondre, s'épurer nos races abâtardies et prêtes à s'éteindre.

La race bovine du Mezenc, citons-la, est celle qui doit opérer cette rénovation, celle qui doit réaliser nos plus chères espérances.

Rustique à l'extrême, d'une constitution de fer, elle peut recevoir le germe des plus brillantes qualités et fournir assez de sève pour les faire éclore.

Véritable pépinière aux plants innombrables au milieu des éléments les plus actifs de production, elle doit satisfaire tous nos besoins, car ayant la moyenne des qualités réunies, il suffit d'en atténuer une pour rendre les autres prépondérantes.

Que si, envisagée d'une manière générale, sans faire de la spécialisation, cette race est petite, osseuse, heurtée dans ses formes, décousue, enlevée sur jambes, pointue par le derrière, lente à croître, grosse mangeuse et relativement peu productive, il sera toujours possible, par une sélection bien entendue, en n'accouplant ensemble que les rejetons les plus parfaits de forme, chez lesquels les qualités équilibrent les défauts, en forçant l'alimentation au temps de la croissance, en n'utilisant les produits qu'après complet développement du corps, il sera facile, avec le temps, d'élever la taille, d'élargir les formes tout en les modelant, d'affiner les téguments et leurs annexes inutiles, d'arriver, en un mot, à cet ensemble harmonieux qui flatte l'œil, satisfait nos besoins, et d'où découle la véritable beauté.

Que s'il rentre dans les vues de l'éleveur d'arriver vite à une spécialité, l'élevage, je suppose, en vue du négoce, il lui suffira d'allier le mezenc au salers pour avoir, dès le premier métissage, des animaux aux proportions herculéennes, traçant un sillon avec l'habileté, la vitesse du cheval, sobres, rustiques, intelligents, et laissant encore, après dix ans de labeurs, des montagnes de produits utilisables.

Enfin, que si tournant à l'anglais et venant à doubler sa consommation en viande, la France met en demeure notre montagnard d'improviser ces phénomènes d'obésité d'autant plus admirés qu'ils sont plus monstrueux, l'engraisseur du Mezenc répondrait encore à cet appel en infusant dans sa race bovine un peu de ce sang durrham dont l'Anglais est si fier, et où se retrouvent tous les éléments de l'engraissement précoce le plus complet; resterait à savoir si la rusticité native de notre race vierge de tout croisement n'en souffrirait pas, et si avant de se payer ce luxe il ne vaudrait pas mieux essayer de l'aubrac, plus assimilable par ses formes et ses habitudes, plus susceptible de fusionner avec le mezenc, qui gagnerait à cette alliance la taille, l'ampleur, la finesse qui lui manquent, sans rien perdre de ses qualités primitives.

Les mêmes réflexions s'appliquent à la race bovine du Mezenc, considérée comme laitière, faculté qu'elle possède à un degré compatible avec nos besoins, et qui sera insuffisante le jour où la Haute-Loire aura des fruitières et en exportera les produits à l'instar du Cantal : le jour où, dans les grandes solennités, le pays aura sous les yeux ces prodigieuses machines à lait, aux rendements fabuleux, dont les provinces néerlandaises et anséatiques nous offrent de si curieux spécimens : le jour où, rompant avec le passé, il reconnaîtra enfin l'immense supériorité de ces magnifiques races qu'élèvent l'Angleterre, la Suisse et le nord de la France, et qui sont la plus haute expression de l'aptitude laitière adaptée à toutes les exigences, soit que poussée aux dernières limites, elle satisfasse l'orgueil du maître dans des étables somptueuses, soit que réduite à de plus petites proportions et coûtant peu à produire, elle réponde aux vœux du petit ménage.

Dès lors Guénon, le barème de la laiterie, Charlier, son habile coopérateur, seront des noms familiers, dont on sera jaloux d'imiter l'exemple ; et il ne restera plus, pour transformer la génisse du Mezenc en laitière véritable, qu'à lui fournir en abondance les matériaux lactifères que sa véritable appropriation comportera.

Que dirons-nous de notre malheureuse race chevaline? Si ce n'est que le pays qui s'est lancé sans discernement dans une entreprise aussi téméraire, a louvoyé pendant quinze ans, s'est heurté, brisé à tous les écueils d'une science aussi complexe, et a fini par revenir à son point de départ, après un avortement sans exemple dans les annales hippiques. Fatal résultat qu'auraient dû prévoir certains avocats de la cause, s'ils eussent été moins avides de cette réputation de turf qui leur a fait envisager les intérêts sacrés du pays à travers le prisme trompeur des jeux de l'hippodrome.

Cette question nous semble jugée aujourd'hui. Tout manque à la fois à la réussite de l'opération : défaut d'homogénéité dans les poulinières auxquelles il devient difficile de donner des mâles assortis ; ni goût, ni instruction, ni moyens pécuniaires suffisants chez le producteur ; pas de pacages, pas de débouchés, production à prix de revient très-haut de chevaux aptes à tout et propres à rien, échassiers par les jambes et le corps, trottant comme des canards, sans nerfs ni aplomb, prématurément ruinés ou tarés, la plupart vicieux ou aveuglés par la fluxion périodique, véritables hybrides que notre région traite en marâtre impitoyable ; vrais bâtards dont la remonte ne veut plus et qui deviennent de plus en plus à charge à leurs pères nourriciers.

A moins de se faire anglais, de poursuivre deux siècles durant l'amélioration sans cesse prête à s'évanouir, de lutter corps à corps avec la nature toujours disposée à reprendre ses droits, l'éleveur de la Haute-Loire qu'effraie le moindre revers, que ruine le plus petit mécompte, doit renoncer sans retour à l'élevage du cheval fin. Il peut le produire, si bon lui semble, mais à une condition, c'est qu'il le vendra jeune pour être repiqué ailleurs dans des milieux plus favorables à l'évolution, à l'essor de ses trop fragiles qualités.

Mieux lui vaudra encore d'user des étalons approuvés par la commission hippique, bretons ou percherons, berrichons ou ardennais. Il créera par là une pépinière de produits précoces, bien doublés, qui, vendus jeunes à un prix rémunérateur convenable, feront plus tard de bons chevaux de trait, d'excellents bidets de selle, privés sans doute de cette beauté de convention à laquelle se lie une vitesse surprenante, mais doués au moins du modeste mérite d'être bons à quelque chose, ne fût-ce que de donner un certain bénéfice.

RAPPORT ADMINISTRATIF

Adressé à M. le Préfet du département de la Haute-Loire

Par M. GIRE

Comme importance, la question des épizooties se place en première ligne, et je me hâte de le reconnaître, ces maladies, si nuisibles à l'agriculture, deviennent, chez nous, de plus en plus rares. Soit que le fléau s'éteigne de lui-même, soit qu'en raison de leur prix plus élevé, le propriétaire devienne plus soigneux de ses bestiaux, il est constant que la mortalité a diminué dans une proportion énorme.

La profession vétérinaire, par sa propagande active, a largement contribué au retour d'un état sanitaire meilleur. L'appréciation plus exacte des causes morbifiques, l'indication plus suivie des mesures médicales ou hygiéniques propres à les prévenir ou à en atténuer les effets, notamment l'inoculation pour la péripneumonie et la clavelée, sont aujourd'hui des notions tombées dans le domaine public et ont hâté la disparition de ces maladies qui semblaient endémiques, véritable lèpre dont le pays semblait ne devoir jamais se débarrasser.

Une question de cette importance, qui touche de si près aux intérêts actuels les plus considérables, devait éveiller l'attention de l'administration départementale. En même temps qu'elle appelait la sévérité des tribunaux sur les infractions aux règlements de police sanitaire, elle votait de généreux encouragements aux vétérinaires, en témoignage de sa haute confiance et du bien qu'elle attendait de leurs services. Grâces à ce concours d'efforts, les épizooties ne sont aujourd'hui qu'une exception, apparaissant à de rares intervalles comme des cas sporadiques, isolés, sans gravité, dépourvus de cet appareil formidable de symptômes qui naguère encore étaient la terreur des campagnes.

Dans le courant de l'année 1860, trois cas d'épizooties se sont offerts à mon observation.

Le premier cas est relatif à une véritable épizootie de gastro-entérite, à forme typhoïde, observée aux Ceyssous, commune de Solignac-sur-Loire. Ce fait mérite d'être signalé, car on y trouve un exemple terrible des conséquences funestes qu'entraînent certains préjugés, l'inobservation des règles de l'hygiène.

Le fermier de M. Bertrand est pauvre et ne peut faire d'abondantes provisions. Il nourrit très-mal, par nécessité peut-être et aussi parce qu'il croit qu'on peut impunément laisser pâtir la bête qui ne travaille pas. Ses bestiaux sont entassés dans une étable infecte, véritable cloaque insalubre au plus haut degré. Une mare voisine, aux émanations miasmatiques, où pullulent des végétaux vénéneux, sert d'abreuvoir quand le soleil ne l'a pas mise à sec.

Dans de telles conditions, la constitution la plus vigoureuse se détériore, les liquides s'altèrent, la diathèse typhoïde se dessine. Tout est prêt pour l'invasion soudaine d'un mal pestilentiel; la cause déterminante seule manque. Le printemps arrive. Affamés, les bestiaux se jettent avec voracité sur les fourrages verts. En peu de temps, la peau se débarrasse des immondices dont elle est souillée, l'embonpoint renaît et avec lui la force, la vigueur, la gaîté; mais aussi avec lui la pléthore et ses conséquences, les raptus sanguins, les hémorrhagies actives qui foudroient les animaux avant qu'on ait songé à les sauver. Quatorze bêtes périrent ainsi dans l'espace du mois de juin dernier, et l'autopsie des cadavres me laissa apercevoir les lésions si intéressantes que laisse dans les organes ce qu'en vétérinaire nous appelons l'état typhoïde, l'ulcération des glandes de Brunner et de Payer, les ganglions mésentériques tuméfiés et purulents, l'intestin marqué sur sa face péritonéale de taches brunes elliptiques, sa muqueuse interne noire, boursoufflée, remplie de sang à demi-coagulé, semblable à de la gelée de groseille, les pétéchies des séreuses externes et internes du cœur, l'aspect poisseux et boueux du sang, etc.

Ce qui s'est vu aux Ceyssous, se voit partout dans nos campagnes. Pour peu que l'hiver se prolonge, la disette de fourrage se fait sentir : les bestiaux souffrent de la faim, des intempéries, des vices d'une mauvaise stabulation, et le printemps, en échange des avantages qu'il prodigue aux autres espèces, leur réserve la maladie, maladie inévitable, d'autant plus grave qu'elle a été préparée de longue main, et qu'à l'heure où on invoque les secours de l'art, il n'est plus temps d'y remédier.

Les 2me et 3me faits se rapportent à quelques cas de charbon sporadique observés à Freycenet-Latour et au Monastier.

Dans le courant de novembre dernier, cinq bêtes sont mortes du charbon. Mon étonnement fut grand lorsque je vis les propriétaires conserver précieusement les débris cadavériques en vue de les livrer à la consommation. Mon premier devoir fut de m'assurer si aucun de ces malheureux ne s'était pas donné la pustule maligne et si on avait déjà consommé de cette viande. Rassuré de ce côté, je me concertai avec M. le commissaire de police du Monastier pour faire enfouir les cadavres, purifier les cuirs, désinfecter les étables, interdire les marchés, etc., toutes mesures propres à circonscrire le champ de la maladie.

Mes collègues mentionnent dans leurs rapports une variété de charbon que, pour mon compte, je n'ai vue que dans les livres, le charbon avec exanthèmes, anthrax. Cette forme, qui appartient exclusivement au typhus charbonneux, n'a jamais été heureusement observée chez nous. Constamment, cette affection gangréneuse est profonde, intra-musculaire, sans tuméfaction extérieure, et dans le cas dont il s'agit, comme dans les autres que je crois inutile de relater, la maladie frappe toujours les quartiers de derrière, ce que j'explique par la raison que, dans les pays où la paille est rare, les bestiaux couchent sans litière, sur des dalles froides et humides, cause suffisante pour déterminer une congestion passive sur ces parties. Ils ne me paraissent pas plus heureux dans l'interprétation des causes. Pour éclairer cette question délicate, comme l'est tout ce qui se rattache à la causalité en matière d'épidémie, quelle est la cause efficiente des épizooties charbonneuses, ils invoquent tout ce qui est consigné dans les ouvrages élémentaires : influences telluriques ou climatériques, émanations miasmatiques, intempéries athmosphériques, alimentation insalubre, etc. Evidemment, des causes de cette nature sont admises dans les contrées où on les rencontre à tout pas, palpables, incessantes, attachées au sol, inhérentes au climat et par cela même indestructibles. Que la Bohême et les Romagnes, la Bresse et la Sologne accusent les effluves paludéens; que la Beauce, le Berry s'en prennent à l'abus des légumineux, cela se comprend. Ici la généralité du mal trouve sa source réelle dans l'étendue, l'intensité, la pression constante de la cause; mais chez nous, la maladie apparaît comme un incident imprévu qui semble n'avoir pas sa raison d'être. Pour en expliquer l'invasion on forge des arguments ; rarement ils font défaut : insalubrité des étables, variations brusques de température, alimentation mauvaise, boissons insalubres ou glaciales, etc. Tels sont les lieux-communs d'où ne peuvent sortir ceux qui étudient les maladies et font de la clinique dans le cabinet. Pour moi, si je voulais faire de la théorie, je dirais que le charbon ne s'observe que dans la région montagneuse du département ; j'avancerais que le foin brun et fermenté de nos montagnes, souvent moisi parce qu'il est rarement emmagasiné sec, toujours trop nutritif, échauffant eu égard au peu de travail qu'on exige du bœuf mézinois, produit, soit une infection cryptogamique qui dénature le sang, soit une diathèse inflammatoire à laquelle les précédents d'une fâcheuse stabulation ont pu créer un caractère sceptique, imprimer une tendance marquée à la gangrène. Eussé-je dit le dernier mot sur ce qui constitue cette prédisposition, qu'il me resterait encore à expliquer pourquoi, dans les mêmes milieux et dans des conditions identiques, il se trouve quelques animaux malades au milieu de beaucoup d'autres en parfaite santé. Il y a des immunités, dit-on. Certains animaux, comme l'homme, font race sous le rapport de la maladie. Ce n'est rien dire. Reconnaissons plutôt que dans les investigations de cette nature, qui ont la prétention de remonter à l'essence même des choses, le meilleur des livres à consulter, ce sont les faits, c'est le grand livre de la nature ; c'est l'observation, la seule capable de dissiper les nuages qui enveloppent encore la question brûlante de la causalité en matière d'épidémies.

Un seul cas de péripneumonie, observé à Loudes, m'a permis de constater une fois de plus l'efficacité de l'inoculation. Quatorze bêtes sous le coup de l'épizootie ont été opérées avec du virus pris sur un animal mort de la veille. A part quelques symptômes inséparables de l'opération, toutes ont été préservées. Je ne sais à quel type nosologique rattacher cette maladie, aussi bizarre dans sa marche, ses effets, qu'elle est obscure dans ses causes. Ce que je sais pertinemment, c'est qu'elle a disparu de tous les points où j'ai enseigné et pratiqué la méthode **Willem**. Le fait est constant, incontestable, authentique. L'explication viendra quand elle pourra. Dans le même domaine, cent cinquante moutons, devenus suspects de clavel e par le contact de trois bêtes nouvellement achetées et varioleuses, ont été clavelisés. En quinze jours la maladie a parcouru ses phases régulièrement, a été des plus bénignes, et un mois après l'opération, le troupeau a pu regagner les champs. Abandonnée à elle-même, la maladie eût décimé la moitié du troupeau, après une durée de six mois au moins. La cachexie aqueuse du mouton, la ladrerie du porc, engendrées par des météores qu'il n'est pas donné à l'homme de combattre, incurables de leur nature, occasionnent moins de dommage depuis que le cultivateur vend les troupeaux dès les premières apparitions du mal.

HYGIÈNE PUBLIQUE

Dix chevaux morveux ont été présentés à la visite. M. le commissaire de police, dont je me plais à reconnaître le zèle, a bien voulu s'en rapporter à mes lumières pour la plupart des cas qui ont nécessité l'abattage. Mais, je dois le dire, trois chevaux ont échappé à mon verdict et promènent peut-être encore dans nos campagnes leur hideuse infirmité. En pareille matière, et j'aurai l'occasion d'y revenir, les contre-expertises ont cela de fâcheux qu'elles sacrifient constamment l'intérêt public à l'intérêt privé qu'elles représentent. Il est cependant des principes de saine raison, il y a des dogmes en l'art hippique dont on ne peut s'écarter sous peine de forfaire à sa dignité d'expert, et que je voudrais faire partager à ceux chargés de régler ces conflits regrettables.

A priori est morveux, dangereux même pour l'homme, tout cheval âgé de plus de dix ans, jetant du nez depuis plus de trois mois, qu'il soit glandé, chancré ou non. A fortiori celui dont la constitution est délabrée, qui jette d'un seul côté, qui porte les traces d'un traitement *ad hoc*.

Il n'est pas morveux complètement, soit ; mais il le deviendra infailliblement dans un laps de temps qu'il n'est pas possible de déterminer, et comme la plupart de ces chevaux ne sauraient solder par leur valeur intrinsèque la fourrière qu'implique leur état de suspicion, mieux vaut les abattre immédiatement. Le propriétaire y trouve son compte et l'intérêt public est sauvegardé. Tel est mon avis ; je désire qu'il prévale.

Il y a vingt ans à peine, la contagion de la morve était contestée : on discutait aussi avec ardeur sur sa nature et sur ses causes. De cette division d'opinions naquirent l'incertitude, le relâchement des mesures de police. Cette tolérance fut cruellement expiée. En une seule année, la ville du Puy perdait pour cinquante mille francs de chevaux. Les routes furent infestées ; par mille voies variées, la morve franchit le Velay malgé sa double ceinture de montagnes, voyagea à l'instar du choléra, et apparut partout où nous appelaient les relations commerciales.

Dix années d'une surveillance rigoureuse ont inspiré une crainte salutaire, dessillé les yeux aux plus incrédules. Si de temps à autre un cheval morveux me tombe sous la main, c'est moins mauvaise foi de la part du propriétaire, qu'ignorance ou fausse sécurité inspirée par ceux qui, pour un lucre honteux, osent encore se poser en guérisseurs de cette redoutable affection.

Sur l'observation que je présentai, il y a deux ans, sur la nécessité d'un clos d'équarrissage, la municipalité s'est hâtée de traiter. L'établissement fonctionne et donnera des bénéfices, si l'entrepreneur, à l'exemple des grandes villes, adjoint à son travail principal une industrie accessoire, telle que fabrique de compost, de gélatine ou albumine, de noir d'os, construction de porcheries ou volières entretenues avec de la viande de cheval.

L'inspection des boucheries s'est faite comme par le passé, et bien que le mandat de l'employé limite ses attributions à l'abattoir, la surveillance ne s'est pas moins étendue à l'étal et à la banlieue. De notables améliorations ont été apportées à cette branche de l'alimentation publique. Contrairement à ce qui se faisait il y a seize ans, nul débri n'entre dans la ville ou ne sort de l'abattoir qu'il n'ait au préalable subi la visite du vétérinaire chargé du service. En son absence, les employés de l'octroi ont fidèlement rempli ce devoir. Les veaux et les moutons sont de première qualité. Plus de sujets de naissance aux chairs molles, gélatineuses, indigestes. Des veaux de cent livres et préférablement ceux qui ont été nourris artificiellement. Leur transport en ville, le mode d'occision s'effectuent dans des conditions moins barbares. Plus de vaches étiques ou maladives, des bœufs quelquefois, plus souvent il faudrait. Insistons sur ce point.

Nos bestiaux de montagne ont la viande fine, savoureuse et rivalisent de qualité avec les races les plus renommées pour la boucherie. Nos bouchers n'osent entrer en lutte avec leurs confrères forains ; ils semblent dédaigner la précieuse denrée qui nous revient de droit. Malgré des frais considérables, le boucher stéphanois réalise de beaux bénéfices, au détriment de l'éleveur que le défaut de concurrence met à la merci du rusé marchand. La boucherie locale objecte que nous ne sommes pas assez riches pour manger du bœuf ; que le débit de cette viande est difficile, chacun visant aux morceaux de choix et ne voulant à aucun prix des abattis ; qu'en fin de compte, la vache est au moins aussi bonne, aussi réparatrice que le bœuf ; que par son prix modique, son écoulement facile elle répond davantage aux usages du pays, aux intérêts du propriétaire qui, par ce canal, écoule une foule d'animaux tarés et devenus inutiles.

Les grandes villes, où vivent entassées les masses ouvrières, décimées par le travail, l'insalubrité des logements, par des maux de toute sorte nés au sein même de l'agglomération, ont sans doute droit à une nourriture saine, alibile, plus que nous qui vivons dans des conditions hygiéniques meilleures. Cet argument, je l'admets, mais je repousse comme une injure cette excuse, derrière laquelle se trouve la cupidité, de ne pas abattre des bœufs parce qu'on n'en payerait pas le prix. La vérité en tout ceci, c'est que le boucher gagne plus sur les vaches de rencontre, d'occasion, et qu'il ne vendra du bœuf que lorsqu'il y sera contraint. Des tentatives ont été faites en vue d'une boucherie communale ou par souscription. L'essai n'a pas été heureux. Il serait bon peut-être d'y revenir.

Pour arriver à populariser la viande de bœuf, admettant que les moyens de coërcition nous répugnent, ne pourrait-on pas la faire entrer, dans une certaine proportion, dans les soumissions aux fournitures de certains établissements, tels que le lycée, l'hôpital, la caserne? L'usage une fois inauguré et accepté, il serait facile d'élever la proportion. Les morceaux de choix, vendus à la classe riche, défraieraient le boucher de la perte qu'il prétend éprouver. La classe pauvre le débarrasserait certainement des morceaux inférieurs. La viande de bœuf étant très-nourrissante, les établissements que j'indique n'auraient qu'à diminuer les rations pour balancer le surplus de la dépense. Plus que les bouchers, les soumissionnaires visent au bon marché, ils abattent, en dehors de toute surveillance, toute espèce de marchandises. S'il y a des abus dans la boucherie, c'est là qu'on les trouve et non à l'abattoir où tout se fait au grand jour.

En attendant la réalisation de ce projet, ne serait-il pas possible de faire baisser le prix de la viande, ou au moins d'avoir une qualité en rapport avec le prix auquel on la paie. Les revendeuses font hausser la viande. Supprimons les revendeuses. On connaît à un kil. près le rendement en viande cheville d'un animal pesé vif. Le cours de la marchandise n'est pas moins connu. Taxons la viande suivant la qualité ; cette mesure vexatoire sera comprise et justifiée dans un pays qui fut toujours exploité d'une manière ignoble par la corporation des bouchers.

Je ne puis abandonner cette question sans relever une assertion toute gratuite, émanée probablement de quelque victime de MM. les bouchers, et qui retombe de tout son poids sur le chargé du service : la boucherie du Puy est dans un état déplorable ; l'exagération de la plainte fait douter de la véracité du fait. On n'abat que des vaches à l'abattoir ; c'est vrai, mais elles ne sont pas enragées. Beaucoup sont maigres, efflanquées ; c'est encore vrai, mais elles ne sont pas insalubres. Cette viande est coriace, et horriblement chère : qu'y ferai je, moi, modeste employé, instrument passif de plus haut placés que moi et de plus compétents. J'ai tout fait pour obtenir une qualité proportionnelle au prix. Des vaches de qualité très-inférieure, d'abord refusées par moi, ont été agréées par mes deux collègues, qui posent en principe qu'il n'y a de mauvais que ce qui est prévu par la loi, c'est-à-dire la viande corrompue. Si ce principe prévaut, l'abattoir pourra bientôt s'appeler Montfaucon. Les bouchers ne sont déjà que trop enclins à vendre aussi cher la mauvaise viande que la bonne. Quand bien même il serait rigoureusement vrai qu'il n'y a pas de viande absolument malfaisante, que la vache étique ou crevée vaut encore mieux que la pomme de terre, la viande de bonne qualité constituant, pour la majeure partie des citoyens, le premier aliment, il y aurait, au double point de vue de la santé et de la fortune publique, un intérêt majeur à sortir d'une voie qui nous conduirait infailliblement au crétinisme et à la décrépitude.

J'exclus de la consommation publique :

Tout animal crevé, quel que soit le genre de mort. Foudroyé par le charbon ou le typhus, il peut ne présenter à l'ouverture aucune lésion anatomique.

Toute viande venant du dehors dont la provenance n'est pas justifiée.

Tout animal atteint d'une affection gangréneuse locale ou générale.

Les veaux qui ne donnent pas 50 kilog. au poids.

Les moutons atteints de cachexie au 3me degré.

Les vaches maigres à l'excès. Je considère l'étisie comme un état morbide.

Les vaches phthisiques au 3e degré, fussent-elles en chair.

Toutes celles atteintes de diarrhées fétides, d'écoulements purulents par la vulve.

Les boucs et les chèvres, si une marque particulière ne les signale à l'acheteur.

Les porcs ladres au 3e degré ; les chevreaux de naissance.

Tout animal qui porte dans les chairs les traces de sévices, de mauvais traitements

Un règlement administratif devrait formuler nettement ces cas d'exclusion. Le chargé du service y puiserait un ascendant qui lui a fait défaut jusqu'à ce jour ; les bouchers y verraient un obstacle insurmontable à leurs prétentions injustes, et dans les cas délitueux, les expertises contradictoires ne seraient plus un moyen suffisant de justification.

HARAS

Espèce chevaline

J'aborde la question si controversée du perfectionnement, de l'appropriation de nos races domestiques.

En ce qui touche l'espèce chevaline, avons-nous bien compris toute l'étendue, toutes les difficultés de l'œuvre. Avons-nous calculé nos ressources, et, ce compte fait, nous sommes-nous arrêtés au choix de telle ou telle race? Tout est encore à faire. L'impulsion est donnée cependant : elle part de haut. Elle nous convie une deuxième fois à recommencer l'épreuve.

Il ne faut pas se le dissimuler : les animaux domestiques sont l'expression fidèle des forces productives d'un pays. Ils sont le miroir dans lequel se reflètent les moindres nuances que la nature, le sol, le climat impriment aux êtres de la création. Ce sont aussi des machines à notre usage dont le sol fournit la matière première et que les besoins de l'époque façonnent tantôt pour répondre à des besoins réels et sérieux, tantôt pour satisfaire un caprice ou flatter notre orgueil. N'envisageant que le côté utile, il ne faut pas compter faire merveille là où la matière première coûte cher à produire. Victime de nombreux mécomptes, le cultivateur tend à abandonner l'élève du cheval dont la consommation va croissant. Il gagne plus à élever des bestiaux. L'étranger, sentant les mêmes besoins, a fermé ses portes à l'exportation. De là le haut prix actuel des chevaux, qui se maintiendra tant que la production n'aura pas comblé le vide actuellement existant.

Si, dans notre intérêt comme dans celui de l'Etat, nous ne devons pas déserter tout-à-fait l'élevage du cheval, quel genre de chevaux devons-nous produire ?

Nos paysans livrent la production au hasard. Ils obtiennent de petits chevaux rustiques, sobres, agiles, vigoureux, ayant du rein, du jarret, des membres de fer, courant comme des lièvres à travers les chemins les plus difficiles, pendant des journées entières, sans souffler ni broncher, qualités solides qui excusent bien des défauts de forme. Vendus à quinze mois, ils ont peu coûté et arrivent à des prix relativement élevés.

Dans les conditions d'infériorité où se trouve le petit cultivateur, soit comme instruction, soit comme ressource fourragère, il y aurait inconvénient à le déranger de sa modeste industrie. On pourrait lui souhaiter quelques étalons meilleurs, choisis parmi ceux qui se présentent à l'approbation ou à l'autorisation ; ceux dont le Conseil général pourrait faire l'acquisition, sauf à les revendre à l'enchère sous certaines conditions, ainsi que cela se pratique dans quelques départements du Nord.

Dans un ordre plus élevé, là où l'agriculture progressive a créé des ressources jusque-là inconnues, on voit la taille des animaux s'élever, les formes s'élargir, se modeler. L'influence du régime, des soins se fait sentir. La nature cultivée se révèle dans ses produits. Il ne manque pour couronner l'œuvre qu'un bon étalon.

Sera-ce un breton, un poitevin, un percheron ? Ni les uns, ni les autres. Races du Nord, de souche récente, leurs caractères ne s'impriment pas assez. Voraces et gourmandes, elles mourraient de faim dans nos maigres pâturages. La Haute-Loire est un pays montagneux, à l'air vif et sec, aux fourrages rares mais sapides. Aux vallées plantureuses, aux plaines verdoyantes, le gigantesque boulonnais, l'informe breton, le poitevin, plutôt mulet que cheval, l'élégant percheron, ce problème incompris, néanmoins résolu, de l'alliance de la masse unie à la vitesse, de la fougue unie à la douceur, de l'élégance rehaussée par la force et la solidité. A nous, montagnards, le cheval de selle, non le levrier du turf, mais le bidet de poste, le moyen carrossier, le hunter anglais ou le mi-sang arabe du Nedj, jeune, bien doublé, bien membré, moulé comme un cylindre, ardent à la monte, recommandable surtout moins par ses formes irréprochables que par sa faculté de bien produire. De cette alliance avec nos juments naîtraient des poulins à double fin, également faits pour la cavalerie et l'agriculture, et sûrs, dans les deux voies, de trouver un débouché facile.

Il ne faut pas perdre de vue que les sujets issus d'une telle origine apportent en naissant les trois quarts des qualités paternelles, très-peu de la mère : qu'ils se conservent magnifiques jusqu'à un an. Mais que si, dès ce moment, la nourriture ou le dressage sont négligés, le climat prend le dessus, les qualités font place à des défauts ou se développent parallèlement, de manière à nous offrir ce mélange bizarre du beau et du laid, ce décousu dans les formes qui fait d'un animal bon à tout un propre à rien.

Enfin, dans un ordre plus élevé encore, dans ce que nous appellerons l'aristocratie chevaline de la Haute-Loire, le passé nous fera préjuger l'avenir.

Pendant une période de quinze années, nous avons tenté l'élevage du cheval fin, pur sang hors-race. Après avoir louvoyé quinze ans, nous être brisés à tous les écueils d'un e science aussi complexe, nous sommes revenus à notre point de départ ; après un avortement sans exemple dans les annales hippiques, nous avons complètement échoué. Le peu de poulains réussis n'ont pas trouvé d'acheteurs, soit que l'animal ne réalisât pas l'idéal du luxe, soit que trop beau pour un service ordinaire, il représentât une valeur trop élevée. Tous ces produits péchaient par le manque de proportion et par une singulière disposition à contracter la fluxion périodique des yeux.

On accusa l'administration des haras de nous envoyer le rebus de ses écuries. Elle fut le bouc émissaire de nos récriminations. Aurillac répondit que nos juments étaient pitoyables, que dans pareille étoffe on ne pourrait jamais tailler un bon patron, qu'en matière hippique nous n'étions pas mûrs : qu'il verrait avec plaisir le pays débuter par la mulasse, idée qui sourit à plus d'un adepte du Gévaudan, qui voyait s'ouvrir pour les roussins de son pays une ère nouvelle de prospérité et de considération.

Si la question des chevaux revient à l'ordre du jour, qu'on se rappelle cette maxime, que la nourriture, les soins, les bonnes écuries, un exercice sagement combiné font plus pour l'amélioration du cheval que les meilleurs étalons du monde. (Hyvar.)

Désespérant du cheval, on s'est tourné du côté de la mule. Certaines localités du département complètent avec succès l'éducation de la mule du Poitou. La nôtre manque de taille, d'ampleur : fabriquons la mule du Poitou. Ainsi raisonnent les demi-connaisseurs. Mais avons-nous douze mille francs à dépenser à l'achat du fameux baudet poitevin ou toscan. Avons-nous la jument mulassière, informe, hideuse, unique au monde cependant pour s'harmoniser aux formes si bizarres du monstre-étalon ? deux forces de production, en apparence si disparates, et dont la résultante est la belle mule qui fait l'ornement de nos foires. Avons-nous ces riches herbages, ces succulentes légumineuses, ces racines-fourrages, ces grains, ces graines, ces ressources alimentaires, abondantes, variées, reconstituantes au plus haut degré et qui sont pour le nourrisson fraîchement sevré ce qu'est le terreau à la jeune plante ?

Transformons notre agriculture ; moins de céréales, plus de fourrages. Les céréales reprendront forcément leur niveau. Les fondements de l'édifice jetés, on s'occupera du faîte. Le Conseil général du département saura saisir le moment opportun pour acquérir, à quelque prix que ce soit, l'animal précieux auquel la fortune privée ne peut prétendre.

Espèce bovine

Nos dernières exhibitions en bestiaux ont mis en relief une race précieuse, vierge encore de tout croisement et que l'on rencontre, dans toute sa pureté native, dans les hautes montagnes du Mezenc.

Dans ces régions élevées qui touchent aux limites des neiges éternelles, sous un ciel inclément, se reproduisent à l'état

demi-sauvage des animaux aux formes âpres, à ossature puis-
sante, rustiques à l'extrême, d'une santé de fer, doués à l'état
latent de qualités précieuses que le moindre frottement, que la
plus petite circonstance heureuse fait éclore. Loin du lieu de
leur naissance, c'est tantôt l'aptitude au travail, tantôt la faculté
lactifère, tantôt le goût exquis de leur viande qui se révèle,
suivant la direction imprimée à l'élevage.

Si le climat est la cause fondamentale du caractère comme du
physique des animaux, c'est ici que cette vérité s'applique.
Cette race doit tout au sol, au climat, rien à l'homme; et que
serait-ce, comme le dit M. C. de Lafayette, si, au milieu des
éléments les plus actifs de production, intervenait la science ?
Dans cette chair qui déborde de vie, quels chefs-d'œuvre eût
taillés un Backwell, ce Phidias de la statuaire vivante ! Quelle
immense ressource pour cette région solitaire, déshéritée, que
son bétail, unique objet de ses prédilections, agrandi, modelé,
perfectionné dans l'une de ses trois aptitudes, ennobli et mis à
même de conquérir cette réputation traditionnelle qui le pla-
cerait au rang de marchandise première.

On reproche au taureau mezinois l'étroitesse du train posté-
rieur, notamment du bassin, le manque de corsage, le défaut de
rectitude de la ligne dorsale, trop de longueur des membres et
le manque de culotte, une ossature trop accusée, une peau trop
épaisse ; une faculté assimilatrice médiocre, un développement
lent et coûteux, etc.

L'expérience consacre ce principe, qu'il vaut mieux améliorer
par elles-mêmes, par sélection, celles des races qui sont sus-
ceptibles de l'être. Les transformations radicales par croisement s'opèrent au détriment de la vitalité, de la fixité du fond
comme de la forme. Le métis peu vivace est une proie que notre
climat mutile dès que l'œil du maître n'est plus là, et ce n'est
qu'exceptionnellement que l'on voit chez nous l'éleveur pro-
diguer à son élève les soins que donne le jardinier à une plante

de serre. Le durrham ne convient qu'aux bêtes du Nord déjà améliorées pour la boucherie : sa fusion avec le mezenc n'est pas possible. L'aubrac, le salers lui conviennent davantage. Ils modifieraient avantageusement le mezenc, sans le priver de sa vigueur originelle : le premier en régularisant ses formes un peu heurtées, en affinant les tissus et le grain de la viande ; le deuxième en décuplant ses forces et en élargissant le réservoir mammaire. Les riches tenanciers de l'Auvergne, fatigués des lenteurs de l'opération, importent l'une ou l'autre de ces races et réussissent à les acclimater.

Quand on a vu les beaux spécimens présentés aux concours par MM. de Lafayette, Chouvon ; quand on sait que la nourriture seule a fait tous les frais de ces magnifiques métamorphoses, on se demande si, à la rigueur, on ne pourrait pas se passer de ces métissages, et si la région du Mezenc n'atteindrait pas au même perfectionnement, pour peu qu'elle fît de la consanguinité et donnât à ses jeunes élèves ce supplément de nourriture qu'on nomme ration de production.

La situation de nos races ovines est des plus précaires. Ces pauvres bêtes vont par monts et par vaux brouter quelque chétive pitance. Elevées les trois quarts de l'année dehors, sans abri, leur laine est grossière et cassante. Enlevées sur jambes, ventrues, la plupart cachectiques, leurs produits sont de peu de valeur. Les moutons d'Auvergne, les bisets, les ravas, les causses de l'Aveyron, engraissés dans la Haute-Loire, seraient un peu meilleurs. Leur laine a plus de nerf ; fin-gras, ils représentent assez bien un œuf porté sur quatre épingles.

La Limagne, qui pratique l'agriculture intensive, propage le soutdhow anglais, rond comme une barrique, admirablement gigotté, fin de toison, craign nt médiocrement la chaleur et l'humidité, tondant admirablement les tréflières, prêt pour la boucherie un an plus tôt que nos races communes dont il doit forcément prendre la place.

Il en sera de même des races porcines anglo-chinoises, véritables plantes grasses, qui semblent se substanter aux dépens de l'air, tant leur accroissement est prodigieux, et qui auront leur place dans l'alimentation publique, dès que l'hippophagie sera devenue chose nécessaire. La ferme-école de Nolhac possède une intéressante famille de ces suilliens. Excellents à manger à deux ans, ils sont, plus tard, trop gras et répugnants : ils doivent être consommés frais, car la viande prend difficilement le sel. Le paysan auquel on reproche de ne pas manger assez de viande, trouverait dans la production du newleicester une denrée alimentaire précieuse.

Enfin, il n'est pas jusqu'aux volatiles de basse-cour qui n'élèvent la voix dans ce concert agricole. Des variétés innombrables ont surgi tout-à coup, toutes décorées des noms les plus pompeux. La volaille qui s'est le plus propagée chez nous, est la poule cochinchinoise, dont les formes rappellent assez le costume des dames de ce pays. Croisée avec la poule du pays, on obtient des métis aussi beaux que la poule du Mans ou de Caux, pesants, carrés, fins de viande; bonnes pondeuses, excellentes couveuses, véritables poules aux œufs d'or. Il importe de s'arrêter à la deuxième génération, car réapparaissent les vices de conformation du coq indo-chinois, la longueur démesurée des pattes, l'exiguité du train antérieur.

En somme, le nombre de nos espèces domestiques s'accroit en même temps qu'il s'améliore. Pareille transformation s'opère dans le moral de nos campagnes.

Le temps n'est plus où, ruiné par les procès, dévoré par le vautour de l'usure, trouvant à peine dans la culture de ses terres les moyens d'une misérable existence, le paysan se voyait réduit au rôle d'ilote, n'ayant de la vie que les tempêtes, souvent forcé de déserter le patrimoine de

ses pères, sacrifiant ainsi aux hasards d'une vie aventu-
reuse, pleine de dangers, les sentiments les plus sacrés,
l'amour du sol natal et tout les souvenirs qui s'y ratta-
chent.

Quelques années ont suffi pour lui conquérir ses droits
à l'aisance, à la considération. Le goût de la campagne
renaît et, comme par une sorte de reflux, les masses dé-
classées qui encombraient les villes et y devenaient une
cause de trouble, se hâtent de regagner les travaux cham-
pêtres où elles retrouvent tout à la fois et la santé et les
vertus qui font les bons citoyens.

Les préjugés s'effacent, la routine s'en va, le progrès
filtre jusque dans les plus petits hameaux. Aux clubs
politiques ont succédé les conversations édifiantes au sein
de la famille, où s'agitent les mystères sur la création, les
théories sur les grands phénomènes naturels, les pro-
blèmes sur l'économie sociale. Le paysan peut enfin lever
la tête, revendiquer sa place au banquet du travail con-
temporain.

Assainissements, drainage, irrigations, assolements,
vicinalité, machinerie agricole, douanes, concours régio-
naux, tel est le motif des professions de foi du cultivateur
d'aujourd'hui.

Viennent les chemins de fer, et le paysan de la Haute-
Loire pourra, comme le berger de Virgile, bénir *Celui* qui
en dix ans, fit pour l'agriculture française ce que dix-
huit siècles n'avaient pu accomplir.

INSTRUCTION

LA PÉRIPNEUMONIE BOVINE

———

De toutes les maladies qui déciment le bétail de nos campagnes, la péripneumonie est sans contredit la plus fréquente et la plus meurtrière. La mortalité qu'elle entraîne atteint parfois un chiffre effrayant, et les propriétaires, victimes de ce sinistre, sont infailliblement ruinés.

Pour peu que le mal prenne de l'extension, les morts se comptent par milliers. Les étables se dégarnissent, les travaux des champs languissent, les améliorations agricoles sont ajournées. L'on voit bientôt les bestiaux devenir rares sur les marchés et la viande arriver à un prix exorbitant.

Jadis confinée dans la région des montagnes où, grâce à l'incurie des propriétaires, elle régna longtemps en souveraine, la péripneumonie ne dut fixer d'abord que l'attention des vétérinaires montagnards, lesquels, comme nous, s'évertuèrent à en arrêter les effets désastreux. C'est que, comme nous, ils l'assimilaient aux inflammations ordinaires du poumon et faisaient découler de cette idée tous les principes d'un traitement rationnel.

La péripneumonie gagnant du terrain, suivant pour ainsi dire la progression des relations commerc ales, est bientôt descendue des montagnes dans la plaine, s'attachant aux plus beaux types de la production, a fini par envahir tous les États de l'Europe, et précisément ceux qui avaient le plus fait pour conjurer le fléau.

Les gouvernements se sont émus, et diverses commissions d'étude ont été créées. Des commissaires spéciaux sont allés sur les lieux observer la maladie. MM. Le Coq, Ivart, Tisserant, Delafont, etc., ont produit des rapports lumineux ; mais, il faut le reconnaître, à part les découvertes anatomico-pathologiques que ces recherches ont fait naître, ils sont arrivés à rien ou presque rien quant à la guérison radicale.

A la même époque, il se faisait en Belgique, en Allemagne des recherches analogues, mais dans un autre ordre d'idées. Deux hommes remarquables par leur tact, je dirai même par leur génie médical, trouvaient enfin dans l'inoculation le véritable moyen préventif et conséquemment curatif de cette lèpre de l'agriculture.

Après de nombreux essais et de laborieuses études comparatives, Willem et Saive promulgaient pour ainsi dire la grande loi des inoculations, la détachaient du terrain brûlant de la discussion, et, du sein de l'académie, la transportaient dans le domaine de l'économie rurale, où elle jouera un rôle moins brillant, mais à coup sûr plus fécond, plus utile.

Rendons néanmoins justice aux savants vétérinaires français. Si M. Willem a découvert l'inoculation et a eu le premier le mérite d'en constater la valeur pratique, c'est à leurs travaux qu'il le doit. Les professeurs déjà cités, en mettant la péripneumonie hors du cadre nosologique, en la présentant comme une maladie inconnue dans son essence, dans ses causes les plus prochaines, en établissant qu'elle est contagieuse et que l'animal ne la contracte qu'une fois en sa vie, qu'elle pourrait bien avoir de l'analogie avec les affections éruptives, ces professeurs, dis-je, étaient déjà sur le terrain de l'inoculation, et, ce qui étonne, c'est que ce ne soient pas eux qui, les premiers, se soient livrés à ce genre d'expérimentation.

Les commissions départementales ont cherché aussi à apporter à l'œuvre commune leur contingent de lumières ; mais, composées d'éléments hétérogènes, comptant autant d'opposants que de prosélytes, la plupart médecins *in partibus*, trouvant commode de juger la question dans le cabinet, ces commissions ont peu produit et ont tout au plus contribué à donner de la publicité à la découverte.

Quoi qu'il en soit, l'inoculation, comme moyen préventif de la péripneumonie bovine, est aujourd'hui un fait acquis à la science, et c'est aux praticiens qu'il appartient désormais d'en vulgariser l'emploi. Le Gouvernement y attache la plus grande importance ; quelque mesures de prévoyance qu'il prenne contre la mortalité, la conservation et la multiplication du bétail et tout ce qui tend à développer dans la proportion de nos besoins cette branche de l'économie rurale, seront toujours de sa part l'objet d'une vive sollicitude.

L'inoculation se pratique par deux piqûres faites à la face inférieure de la queue, à quatre centimètres l'une de l'autre et de l'extrémité caudale, avec un instrument aigu, imprégné de sérosité sanguinolente prise au centre d'un poumon malade, fraîchement extrait de la poitrine du cadavre. Cette sérosité, véhicule du virus, peut se conserver dans une fiole bouchée, quatre jours en été, huit jours en hiver, et beaucoup plus long_temps sur des plaques de verre lutées ou dans des tubes scellés à la lampe à émailleur.

On doit la recueillir au centre du poumon, autour des grosses divisions bronchiques, là où la substance pulmonaire dure et noire présente les caractères du 2e âge de la maladie.

L'insertion se fait avec une lancette, la pointe d'un bistouri, ou ce qui est préférable avec une aiguille cannelée, qui dépose le virus dans les tissus sans les dilacérer. La piqûre doit saigner et néanmoins ne pas dépasser le corps muqueux de la peau. Le derme entamé, il se déclarerait un enthrax. Les points d'élection sont : l'extrémité de la queue, car si une tumeur gangréneuse envahissante se déclare, on en est quitte pour couper cet organe au point sphacélé ; la face inférieure, parce qu'elle est plus absorbante, plus riche en veines et en lymphatiques.

La sérosité pure donne rarement lieu à des phénomènes locaux.

La petite plaie se cicatrise vite par première intention. Les fragments de poumons hépatisés introduits sous l'épiderme font naître un gros bouton semblable au furoncle. La gangrène s'établit quelquefois dans ce bouton, gagne toute la queue, qui dès lors se détache au niveau des parties génitales.

L'opération s'accompagne rarement de phénomènes généraux. Mais cette absence de réaction, ce mutisme de l'économie n'infirme pas l'efficacité du moyen. Le virus n'imprègne pas moins l'organisme et, quelque infime que soit la saturation, l'immunité est désormais acquise. Les moutons nés de mères claveleuses sont à l'abri de la clavelée, bien qu'il n'y ait pas eu d'éruption pendant la vie intra-utérine. La vaccine ne préserve-t elle pas de la variole, lors même que le bouton vaccinal n'accomplit pas toutes les phases de son éruption ? La fièvre charbonneuse laisse-t-elle des lésions apparentes ?

C'est que la péripneumonie prélude par un état général de l'économie qu'il ne nous est pas encore permis d'apprécier et qui est le point de départ, la cause prochaine de tous les désordres dont le poumon devient le théâtre.

C'est cet état général, dont la péripneumonie est l'expression matérielle, que fait naître l'inoculation, avec cette différence que, pratiquée sur un animal sain, le mouvement fluxionnaire, éruptif sur le poumon n'a pas lieu, ou que s'il existe, il est si faible, si bénin, qu'il passe inaperçu.

Pratiquée sur les animaux déjà atteints, l'inoculation n'aggrave pas leur état, mais je doute qu'il l'améliore.

Enfin, pour réussir, il importe qu'elle soit bien faite, dans de bonnes conditions d'hygiène, sur les animaux sains. Dès que le poumon est affecté, on peut s'attendre à perdre le cinquième des animaux atteints.

C'est assez dire que les vétérinaires seuls peuvent la tenter avec succès et que les empiriques, loin de la mettre en relief, ne pourront qu'en compromettre l'avenir.

La médecine bovine est loin d'être une science positive. Ici, plus qu'ailleurs, les faits parlent plus haut que les raisonnements. Or, il est universellement reconnu, et nos cultivateurs seuls l'ignorent, que là où on inocule, la péripneumonie disparaît des étables comme par enchantement ; que là, au contraire, où les préjugés, la routine ou tout autre mobile ont conservé les vieilles méthodes curatives, le mal persiste avec une ténacité rare, dévore successivement des générations entières, et cela, dans la proportion effrayante du 50 ou du 80 p. 0/0, pour peu que le bétail soit aggloméré et tenu dans de mauvaises conditions d'hygiène, complication inévitable dans nos montagnes, où la stabulation permanente et le régime pastoral se partagent, suivant la saison, l'élevage, l'entretien du bétail.

Nul doute que l'inoculation, quelque peu apparents que soient ses effets, n'agisse à l'instar du virus varioleux et ne détermine une fièvre générale, isolée ou liée à un état maladif latent du poumon, qui l'un et l'autre passent inaperçus en raison du peu d'attention dont le bétail est l'objet et de l'obscurité des symptômes morbides dans cette espèce.

Evidemment, le sujet inoculé se trouve dans les conditions de l'animal qui a eu la péripneumonie à l'état bénin, où tout s'est borné à un peu de toux et à la diminution du lait ; il est conséquemment doué de l'immunité comme s'il avait contracté le mal au milieu des circonstances, encore peu connues, qui le font naître spontanément. Comme le varioleux, il est désormais à l'abri d'une nouvelle invasion, et à ce titre, il doit avoir la préférence dans le choix, une plus-value dans la vente, toutes les fois qu'il s'agit de repeupler une étable.

Les faits nombreux que je pourrais citer confirmeraient pleinement cette manière de voir. Ils mettraient en relief certains points d'étiologie inhérents à la Haute-Loire et dont on n'apprécie pas la gravité : ils démontreraient dans quelles mesures peuvent se concilier et l'intérêt privé et l'intérêt public dès qu'il s'agit de faire l'application des mesures sanitaires, lois ou règlements auxquelles on reproche avec raison une sévérité excessive ; enfin, il en ressortirait que, si parfois la péripneumonie naît spontanément chez nous, elle nous arrive aussi très-souvent par la voie des achats au dehors, et qu'à ce point de vue, le mieux pour nos montagnards serait qu'ils améliorassent l'espèce bovine par elle-même, tendance d'ailleurs qui se généralise et qui aura pour effet immédiat la procréation de sujets acclimatés, rustiques comme les bêtes de montagnes, faits pour les milieux dans lesquels ils sont appelés à vivre et conséquemment réfractaires aux agents de destruction.

Le fait le plus important est sans contredit celui que consigna, dans le compte-rendu des travaux de son établissement, à la date du 18 novembre 1855, M. Chouvon, directeur de la ferme-école de Nolhac. Dans cet établissement-modèle où une intelligente direction a su réunir, par des efforts incessants, les éléments d'une prospérité agricole sans cesse croissante, apparut tout-à-coup la péripneumonie.

En homme éclairé, désireux de faire tourner au profit de la science une expérience personnelle, dût-elle compromettre ses intérêts, M. Chouvon fut d'avis qu'on essayât de la méthode Willem.

L'inoculation fut décidée. Une vache, jugée incurable, fut

abattue et servit à opérer les 40 bêtes composant le troupeau de la ferme.

Comme complément de la mesure préventive, l'étable, bien que réunissant les conditions de salubrité désirables, fut désinfectée par le chlore. Les animaux restèrent quinze jours dedans, nourris avec les meilleurs aliments, abreuvés avec de l'eau tiède et blanchie, tenus sur une litière toujours fraîche, étrillés, brossés tous les jours, sans cesse sous l'œil du marcaire chargé de surveiller l'évolution des moindres symptômes locaux ou généraux.

Sur trois bœufs on crut reconnaître un léger gonflement de l'extrémité caudale aux points piqués, avec chaleur, douleur ; pas de fièvre de réaction, pas le moindre signe maladif du côté de la poitrine. Quinze jours après l'opération, tout rentrait dans le rhythme normal, les bœufs reprenaient le joug et les vaches rendaient autant de lait qu'auparavant.

Somme toute, le mal, contrairement aux prévisions des habitants du village de Nolhac, qui avaient prédit la perte énorme du 50 p. 0/0, disparut comme par enchantement, à la grande satisfaction du directeur de la Ferme-Ecole et des cultivateurs voisins que la frayeur avait gagnés.

Cette observation et d'autres de même nature que je crois inutile de rapporter ont été communiquées aux personnes que la méthode Willem intéresse.

Il m'a été objecté que je pouvais bien m'être trompé sur la nature du mal et avoir inoculé une pneumonie franche non contagieuse à des animaux qui dès lors ne devaient pas la contracter ; que dans l'hypothèse où j'aurais reconnu le vrai mal contagieux, division que pour mon compte je n'admets pas, une heureuse coïncidence m'aurait donné un résultat favorable, le mal pouvant être à son déclin et prêt à s'éteindre de lui-même.

Pour conserver à mes observations toute leur valeur pratique, il importe donc que je démontre deux choses : 1º que je n'ai pas erré en diagnostiquant le mal ; 2º que la prétendue coïncidence n'existe pas et ne peut exister.

Le diagnostic repose sur deux ordres de faits : sur les symptômes et sur les lésions nécroscopiques. A part quelques variantes, suivant la constitution, l'âge de l'animal ou de la maladie elle-même, la coexistence d'autres affections, symptômes et lésions sont identiquement les mêmes, quelles que soient les races, les contrées où l'on observe, l'altitude, la constitution géologique du sol, etc.

Omettant tous ces détails de symptômologie et d'anatomie pathologique, qui ne sont guère compris que par les personnes versées dans l'étude des sciences médicales, je me bornerai à rappeler un fait qui ressort de mes observations et qui vient à l'appui de ce que j'ai avancé ; c'est le peu de succès qu'eurent les méthodes de traitement mises en usage : saignées, cautères, diaphorétiques, sudorifiques, sternutatoires, antiputrides, etc. Les saignées surtout, ce remède héroïque dans les phlegmasies pulmonaires, les sétons à suppuration forcée, ne firent que précipiter le cours de la maladie en affaiblissant les animaux et en établissant autour d'eux un foyer d'infection. Or, que pouvait avoir de commun avec une inflammation franche une maladie qui ne put être guérie par les saignées, qui fut commune à la mère et au fœtus et qui se communiqua d'un animal à d'autres animaux de la même espèce ; qui se développa sans causes appréciables ; qui fut quelquefois si bénigne que le propriétaire s'en aperçut à peine, ou qui, après avoir réduit au marasme certains sujets, s'éclipsa pour faire place à une santé florissante ?

La péripneumonie se retrouve donc ici avec tous ses caractères, et les faits invoqués en faveur de l'inoculation restent avec toute leur autorité.

Quant à la question de coïncidence, j'avoue que je ne la comprends guère, quand je vois, d'un côté, le bétail périr partout où l'inoculation est incomprise ou mal pratiquée, comme à Ours, au Brignon, etc., où l'on a perdu jusqu'au 75 p. 0/0, alors que d'un autre côté, dans des conditions géologiques et agriculturales à peu près semblables, on n'a pas eu à regretter la perte d'un seul animal inoculé.

Dans un pays comme le nôtre, où l'agriculture est appelée à un si grand rôle, il est important de consigner tous les faits pratiques tendant à sauvegarder les intérêts du cultivateur. Et les observations dont je viens de vous donner communication, n'eussent-elles pas le mérite de la nouveauté, n'eussent-elles pas dit le dernier mot sur la grave question de l'inoculation, auront au moins l'avantage d'appeler sur ce point l'attention des cultivateurs, de provoquer de nouvelles inoculations et de hâter le moment si ardemment désiré où il sera possible de s'y livrer sans crainte.

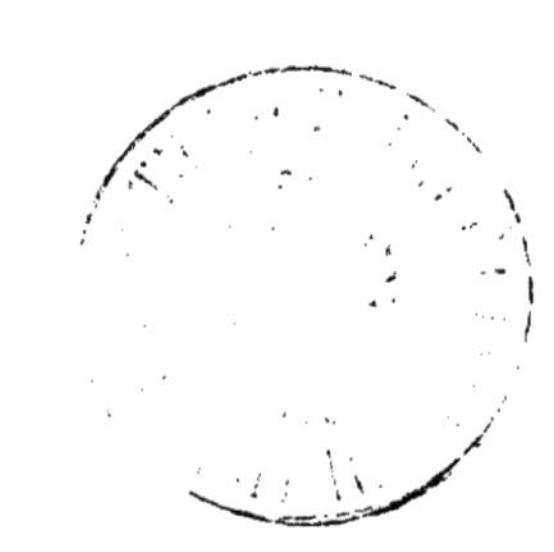